SOMATISKE ØVELSER FOR NYBEGYNNERE

En guide for å lindre stress, angst, kroppssmerter og spenninger

Ved

Lyndon S. Vergara

1

OPPHAVSRETT

INNHOLD

INTRODUKSJON

Oversikt over somatiske øvelser

Somatiske øvelser er designet for å hjelpe deg å bli mer bevisst på kroppens følelser, spenninger og stress. Disse øvelsene tjener til å lindre fysisk og følelsesmessig stress ved å bevege seg med oppmerksom oppmerksomhet, noe som resulterer i økt mental klarhet og avslapning. De fremmer kroppens iboende helbredelsesmekanismer, noe som resulterer i en sterkere sinn-kropp-forbindelse. Denne boken vil hjelpe leserne å forstå hvordan myke, fokuserte bevegelser kan redusere angst, kroniske smerter og fremme indre ro.

Somatiske øvelser passer for nybegynnere fordi de ikke krever styrke eller fleksibilitet og i stedet legger vekt på enkle, fokuserte bevegelser. Konsekvent trening over 14 dager vil resultere i ikke bare fysisk lindring, men også forbedret følelsesmessig motstandskraft og generelt velvære. Enten du ønsker å redusere daglig stress eller komme deg etter traumer, gir somatiske øvelser en enkel, effektiv vei til helbredelse og avslapning.

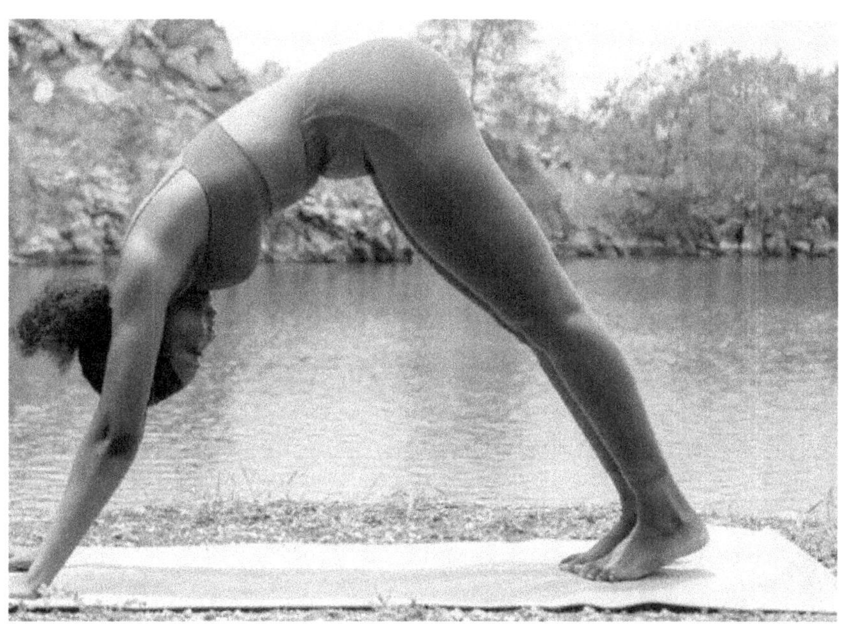

KAPITTEL 1: FORSTÅ FORBINDELSEN MELLOM SINN OG KROPP

Kroppsbevissthet

Kroppsbevissthet er utgangspunktet for somatisk trening. Det refererer til evnen til aktivt å legge merke til kroppens følelser, bevegelser og spenningsnivåer. Som en begynnelse i somatiske aktiviteter lar det å få kroppslig bevissthet deg forstå hvordan følelser og stress uttrykker seg fysiologisk, for eksempel anspente muskler, grunne pust eller kronisk ubehag. Tanken er å lære å lytte til kroppen din gjennom direkte, følt erfaring i stedet for bare intellektuell forståelse.

Når du først starter, kan du oppdage at du er løsrevet fra kroppen din, og fokuserer for mye på ytre problemer som arbeid eller mentale bekymringer. Somatiske øvelser forsøker å bringe deg tilbake til det nåværende øyeblikket, slik at du kan føle og tolke kroppens signaler. Med denne bevisstheten kan du ta tak i spenningsområder, frigjøre følelser lagret i muskler og gjenvinne en følelse av ro og balanse.

Hvordan dyrke kroppsbevissthet

1. **Oppmerksom pust:**

Å konsentrere seg om pusten er en enkel tilnærming for å komme i gang. Vær oppmerksom på hvordan kroppen din beveger seg med hvert pust og utpust. Kjenn hevingen og senkingen av brystet, eventuell stivhet i magen og bevegelsen av pusten gjennom nesen. Denne oppmerksomme pusten hjelper deg å holde deg i øyeblikket og lytte til subtile kroppslige opplevelser.

2. **Kroppsskanning:**

Denne tilnærmingen innebærer å mentalt skanne hele kroppen din, fra topp til tå. Begynn med å sitte eller ligge komfortabelt. Overfør sakte fokuset til forskjellige deler av kroppen din – hodet, skuldrene, brystet, armene, ryggen og bena – og legg merke til eventuelle sensasjoner som kommer. Er musklene dine stive, har smerter eller er ukomfortable? Kroppsskanning hjelper deg med å bli kjent med hvor kroppen din akkumulerer spenninger, noe som er avgjørende for somatisk frigjøring.

3. Jordingsøvelser:

Jording kobler deg til jorden og dine nåværende kroppslige følelser. Prøv å stå i skulderbreddes avstand. Flytt vekten forsiktig fra den ene foten til den andre, og vær oppmerksom på hvordan kroppen din reagerer. Konsentrer deg om følelsen av føttene dine som gjør, kontakt med bakken. Jording fremmer stabilitet og kunnskap om kroppens likevekt, som er avgjørende for å føle seg jordet.

4. Spenning vs. avslapning:

Mange nybegynnere vet ikke hvor mye spenning de bærer før de aktivt slapper av. Prøv å spenne og deretter slippe ulike muskelgrupper, for eksempel skuldre, hender eller kjeve. Du vil kanskje legge merke til hvordan kroppen din opprettholder spenningen. Å lære å skille mellom disse stemningene lærer deg hvordan du aktivt kan slappe av i stressende situasjoner.

Hvorfor kroppsbevissthet er viktig

Kroppen kommuniserer ofte det sinnet savner. Når du lærer å gjenkjenne følelser og spenningsmønstre, kan du begynne å observere hvordan kroppen din reagerer på følelser som bekymring, sinne og sorg. For eksempel kan stress føre til grunne pust eller knyttede never. Kroppsbevissthetsøvelser hjelper deg med å frigjøre disse kroppslige reaksjonene, noe som resulterer i følelsesmessig og mental avslapning.

Over tid kan økt kroppsbevissthet hjelpe deg med å håndtere smerte, angst og andre lidelser ved å gi innsikt i deres fysiske årsaker. Somatiske øvelser integrerer sinn og kropp, slik at du kan reagere på livet med større letthet og oppmerksomhet i stedet for ubevisst å reagere på stress.

Pusteteknikker

Pusteteknikker er avgjørende i somatiske øvelser fordi de regulerer nervesystemet, slapper av sinnet og øker kroppsbevisstheten. Å lære å kontrollere og utdype pusten er en fin måte å lindre stress, finne følelsesmessig balanse og slappe av i kroppen.

Hvordan pusten påvirker kroppen

Når vi er stresset eller bekymret, blir pusten vår grunn og rask, noe som får kroppen til å forbli i "fight or flight"-modus. Grunn pust kan forverre følelser av panikk eller angst. Dyp, gjennomtenkt pust, derimot, signaliserer kroppen din til å slappe av ved å engasjere det parasympatiske nervesystemet, kroppens "hvile og fordøye"-modus. Dette reduserer pulsen, slapper av musklene og gir en følelse av ro.

I somatiske øvelser brukes pusten ikke bare som en fysisk handling, men også som et verktøy for å koble sammen sinn og kropp. Det holder deg i øyeblikket, slik at du kan føle deg mer i kontakt med bevegelsene og følelsene dine.

Pusteteknikker for nybegynnere

1. **Diafragmatisk pust (magepust):**

Denne grunnleggende teknikken engasjerer mellomgulvet i stedet for grunne brystpust, noe som gir dypere oksygeninntak. Slik øver du:

- Sitt eller ligg i en komfortabel stilling. Legg den ene hånden på brystet og den andre på magen.
- Pust dypt gjennom nesen for å telle til fire.
- Kjenn at magen hever seg (brystet skal forbli ganske stille).
- Pust mykt gjennom leppene dine i fire til, og observer at magen faller.
- Fortsett i 5-10 minutter, konsentrer deg om magens stigning og fall.

Fordeler: Diafragmatisk pust reduserer spenninger, øker oksygentilførselen til musklene og oppmuntrer til avslapning.

2. Bokspust (4-4-4-4 pust):

Denne teknikken hjelper til med å regulere pusten og er spesielt nyttig i stressende øyeblikk.

- Pust dypt gjennom nesen for å telle til 4.
- Hold pusten i 4 tellinger.
- Pust helt gjennom munnen for å telle til fire.
- Hold pusten igjen for å telle til fire.
- Gjenta denne syklusen fire eller fem ganger.

Fordeler: Bokspust balanserer nervesystemet, reduserer angst og gir mentalt fokus.

3. Utvidet pust ut:

Denne metoden legger vekt på utpust, noe som signaliserer til kroppen din at det er trygt å slappe av.

- Begynn med å puste sakte gjennom nesen for å telle til 3.
- Pust enda saktere gjennom munnen for å telle til 6.
- Målet er å gjøre utpusten dobbelt så lang som innpusten.

Fordeler: Denne praksisen beroliger nervesystemet dypt og er spesielt effektiv for angst og stressavlastning.

4. Bevissthet om pusten:

Ikke alle pusteteknikker krever aktiv kontroll. Noen ganger er det bare å bli klar over ditt naturlige pustemønster selve øvelsen.

- Sitt komfortabelt og lukk øynene.
- Fokuser på pusten din uten å prøve å endre den. Legg merke til hvor du føler pusten sterkest, kanskje i nesen, halsen eller brystet.
- Observer eventuelle følelser, spenninger eller letthet i kroppen mens du puster. Denne enkle bevisstheten bygger en forbindelse til pusten din og hjelper deg å holde deg jordet i øyeblikket.

Hva du skal gjøre i treningsperioder

- Start med pusten: Begynn hver treningsøkt med noen minutter med oppmerksom pust for å roe sinn og kropp. Dette forbereder deg på å bevege deg mer bevisst.
- Koble pust til bevegelse: For hver bevegelse, koble den til pusten din. Pust for eksempel inn mens du forbereder deg på en bevegelse og pust ut mens du fullfører

den. Dette skaper en flytende rytme som gjør øvelsene dine mer oppmerksomme og effektive.

- Juster pusten for avslapning eller energi: Hvis du føler deg anspent under en øvelse, fokuser på lengre utpust for å frigjøre spenninger. Hvis du trenger mer energi, fokuser på dype, jevne inhalasjoner.

Hvorfor pusteteknikker er viktige

Pustekontroll er mer enn bare fysisk ytelse; Det innebærer også å regulere din følelsesmessige og mentale tilstand. Somatiske øvelser er uløselig knyttet til pusten siden den fungerer som bindeleddet mellom sinnet og kroppen. Å mestre disse pusteteknikkene vil hjelpe deg med å redusere stress, forbedre mental klarhet og styrke forbindelsen med kroppen din.

Å lære å puste med intensjon gir en nyttig teknikk for å håndtere både daglige bekymringer og mer ekstreme følelser. Gå tilbake til disse teknikkene med jevne mellomrom når du går gjennom din 14-dagers somatiske treningsreise; De vil berike praksisen din og maksimere fordelene med hver bevegelse du gjør.

KAPITTEL 2: JORDINGSTEKNIKKER

Enkle jordingsstillinger

Jordingsteknikker er viktige i somatiske aktiviteter fordi de kobler deg sammen med kroppen din, slik at du kan føle deg tryggere og mer tilstede. Enkle jordingsstillinger er ideelle for nybegynnere fordi de understreker forbindelsen mellom kroppen din og jorda, og fremmer en følelse av fred og balanse.

Ideen om jording er å være helt tilstede i kroppen din og i øyeblikket. Når vi er stresset eller nervøse, har vi en tendens til å føle oss frakoblet, enten fortapt i tankene våre eller overveldet av følelser. Jordingsstillinger lar deg gå tilbake til kroppen din, og gir en ekte teknikk for å håndtere stress og gjenvinne mental klarhet.

Viktige jordingsstillinger for nybegynnere

1. Fjellstilling (Tadasana):

Denne stående stillingen er enkel, men kraftig, siden den hjelper deg å føle deg balansert og sentrert.

- **Hvordan øve:** Stå med føttene omtrent hoftebredde fra hverandre og armene avslappet på sidene. Plasser vekten jevnt på begge føttene. Tenk på en streng som drar kronen på hodet ditt opp og strekker ryggraden. Plant føttene godt i bakken mens du holder overkroppen lett.
- **Hvorfor det fungerer:** Fjellposisjonen fremmer stabilitet og tilstedeværelse. Det hjelper deg å føle deg jordet og justert, spesielt i tider med angst.

2. Sittende jordingsstilling (Sukhasana):

Å sitte på bakken i en korslagt stilling bidrar til å skape en sterk forbindelse til jorden, og fremmer ro og avslapning.

- **Hvordan øve:** Plasser deg selv sittende med bena i kors på en myk overflate, for eksempel en yogamatte. Plasser hendene på knærne med håndflatene vendt nedover. Lukk øynene og konsentrer deg om pusten. Kjenn at kroppen hviler mot gulvet mens ryggraden forlenges oppover.
- **Hvorfor det fungerer:** Denne holdningen er flott for å bringe bevissthet til den nedre halvdelen av kroppen din, forankre deg til bakken og roe sinnet ditt.

3. Fremover fold (Uttanasana):

Denne enkle bøyestillingen jorder deg gjennom fysisk følelse og er perfekt for å frigjøre spenninger.

- **Slik øver du:** Plasser føttene i hoftebreddes avstand. Brett sakte fremover fra hoftene, la armene og hodet henge mot bakken. Oppretthold en liten bøyning i knærne for å bevare korsryggen. Konsentrer deg om strekningen i hamstrings og det lille trekket fra tyngdekraften.
- **Hvorfor det fungerer:** Foroverfolder strekker ikke bare kroppen, men de retter også oppmerksomheten nedover, noe som kan ha en avslappende, jordende effekt.

4. Barnets positur (Balasana):

Denne skånsomme, hvilende stillingen gir komfort og en følelse av beskyttelse mens du jorder kroppen din.

- **Slik øver du:** Start på alle fire, og slipp deretter hoftene sakte tilbake mot hælene mens du strekker armene ut foran deg eller hviler dem på sidene. La pannen din berøre jorden. Konsentrer deg om dyp, jevn pust.
- **Hvorfor det fungerer:** Child's Pose får deg til å føle deg støttet og komfortabel, noe som er avgjørende for jording. Den lar deg koble til bakken og gjenopprette kontrollen.

5. Trestilling (Vrksasana):

Trestilling hjelper deg med å finne balanse og stabilitet, både fysisk og mentalt.

- **Hvordan øve:** Stå med begge føttene samlet. Flytt vekten til den ene foten og løft den andre gradvis, plasser den mot innsiden av leggen eller låret (unngå kneet). Før hendene til brystet eller strekk dem over hodet. Oppretthold balansen ved å fokusere på et bestemt sted.
- **Hvorfor det fungerer:** Treposisjon forbedrer balansen og oppmerksomheten din. Det involverer konsentrasjon, som bringer deg ut av tankene dine og inn i det nåværende øyeblikket.

Hvordan innlemme jordingsstillinger i rutinen din

For nybegynnere som deg er konsistens avgjørende. Begynn med å gjøre jordingsstillinger i 5-10 minutter per dag. Du kan inkludere dem i morgenrutinen din for å etablere en fredelig tone for dagen, eller bruke dem til å ta en pause i stressende tider. Vær oppmerksom på hvordan disse stillingene får deg til å føle deg fysisk og psykisk. Føler du deg nærmere kroppen din? Mer stabil eller roligere?

Raske pusteøvelser

Raske pustejordingsøvelser er en effektiv tilnærming for å roe sinn og kropp, spesielt under stressende eller overveldende situasjoner. Disse øvelsene hjelper nybegynnere til å føle seg mer jordet og tilstede i kroppen ved å fokusere på pustekontroll. Pust har en direkte effekt på nervesystemet, så du kan bruke disse teknikkene for raskt å roe sinnet og lindre fysisk belastning.

Jording med pust er å bruke visse pustemønstre for å orientere seg i det nåværende øyeblikket, og koble bevisstheten din til kroppen din. Her er noen enkle, nybegynnervennlige pusteteknikker som hjelper deg med å jorde deg selv på bare noen få minutter.

Raske pusteøvelser for nybegynnere

1. 5-5-5 Pusteteknikk: Denne enkle teknikken hjelper til med å roe nervesystemet ved å forlenge både inn- og utpust likt, og fremmer avslapning og jording.

Hvordan øve:

- Sitt eller stå komfortabelt med føttene jordet på gulvet.
- Pust dypt inn gjennom nesen for å telle til 5.
- Prøv å holde pusten for å telle til 5.
- Pust sakte ut gjennom munnen for å telle til 5.
- Gjenta denne syklusen i 2-3 minutter, med fokus på hvordan pusten din føles når den kommer inn og ut av kroppen din.

Hvorfor det fungerer: Denne metoden gir balanse i pusten din og hjelper til med å stabilisere sinnet og kroppen i øyeblikk med stress eller angst.

2. 4-7-8 Pusteteknikk:

Dette pustemønsteret hjelper ikke bare med avslapning, men signaliserer også kroppen til å gå inn i en avslappende tilstand.

Hvordan øve:

- Pust dypt inn gjennom nesen i 4 tellinger.
- Hold pusten i 7 tellinger.
- Pust sakte og helt ut gjennom munnen i 8 tellinger.
- Gjenta denne syklusen minst 4 ganger.

Hvorfor det fungerer: Den utvidede utpusten aktiverer det parasympatiske nervesystemet, beroliger kroppen din og jorder deg i øyeblikket. Denne øvelsen er spesielt effektiv hvis du føler deg engstelig eller rastløs.

3. Jording pust med telling:

Denne øvelsen er utmerket for nybegynnere fordi den legger til et mentalt fokus – telling – som kan hjelpe deg å holde deg tilstede og unngå mentale distraksjoner.

Hvordan øve:

- Sitt eller stå i en avslappet stilling.
- Pust dypt inn og tell "1" i tankene dine.
- Pust helt ut og tell "2."
- Pust inn igjen og tell «3», og pust ut med «4».
- Fortsett å telle hvert pust, og sikt på 10 hele åndedrag.
- Hvis tankene dine vandrer, kan du forsiktig bringe oppmerksomheten tilbake til pusten og tellingen.

Hvorfor det fungerer: Telling holder deg fokusert på nåtiden, og hjelper deg med å stille inn kroppens følelser og føle deg mer jordet.

4. Lik pust (Sama Vritti):

Denne yogabaserte pusteteknikken fokuserer på å gjøre inn- og utpust like, fremme balanse og ro.

Hvordan øve:

- Pust sakte inn gjennom nesen i 4 tellinger.
- Pust ut gjennom nesen i 4 tellinger.
- Etter hvert som du utvikler deg, kan du øke lengden til 5 eller 6 tellinger for hvert pust.
- Fortsett dette mønsteret i 5-10 minutter.

Hvorfor det fungerer: Lik pust balanserer nervesystemet og bidrar til å bringe sinnet på linje med kroppen, noe som gjør det lettere å holde seg jordet i utfordrende situasjoner.

5. 3-delt pust (Dirga Pranayama):

Denne teknikken utvider pustekapasiteten din og bringer din fulle bevissthet til pusteprosessen.

Hvordan øve:

- Sitt komfortabelt og legg en hånd på magen og en hånd på brystet.
- Pust dypt inn, fyll først magen, deretter brystet og til slutt de øvre lungene.
- Pust sakte ut, reverser prosessen – tøm først de øvre lungene, deretter brystet og til slutt magen.

- Fortsett dette rytmiske pusten i 5 minutter, og fokuser på den bølgelignende bevegelsen av pusten din gjennom kroppen.

Hvorfor det fungerer: Denne pusteteknikken jorder deg ved å gjøre deg fullstendig klar over luftstrømmen gjennom kroppen din, og utdyper forbindelsen mellom sinn og kropp.

Hva du skal fokusere på under jordingspusteøvelser

- **Øv på kroppsbevissthet:** ved å ta hensyn til hvordan forskjellige områder av kroppen din føles mens du puster. Er det noen belastning i skuldrene, ryggen eller kjeven? Konsentrer deg om å frigjøre spenningen ved hver innånding.
- **Miljø:** Vær oppmerksom på omgivelsene dine. Kjenn føttene på gulvet, ta inn lydene rundt deg og til og med temperaturen i luften. Denne ytre bevisstheten hjelper deg å holde deg jordet i det nåværende øyeblikket.
- **Pustesans:** Konsentrer deg om følelsen av pusten som kommer inn og ut av kroppen din. Er innpusten kjølig og pusten varm? Dette fokuserte fokuset bidrar til å bringe deg ut av et rushende sinn og jorde deg i kroppen din.

Hvorfor pustejordingsøvelser er viktige

Jordingspusteøvelser er nyttige fordi de kan gjøres når som helst og fra hvor som helst. Enten du sitter på jobb, står i kø eller hviler i sengen, hjelper disse strategiene deg med å umiddelbart sentrere deg selv og tilbakestille kroppens stressrespons. For nybegynnere er konsistens avgjørende. Selv bare noen få minutter med jording av pustetrening per dag vil hjelpe deg med å forbedre din evne til å forbli rolig og sentrert i stressende situasjoner.

Når du styrker forbindelsen til pusten din, vil du merke en betydelig økning i din mentale og fysiske motstandskraft. Jordingspusteøvelser er en enkel, men effektiv måte å håndtere stress, angst og spenning på.

Jordingsstillinger hjelper deg gradvis med å bygge et høyere nivå av kroppsbevissthet, noe som er avgjørende for somatisk praksis. Jo mer jordet og tilstede du føler deg, jo enklere er det å takle stress, angst og følelsesmessig uro.

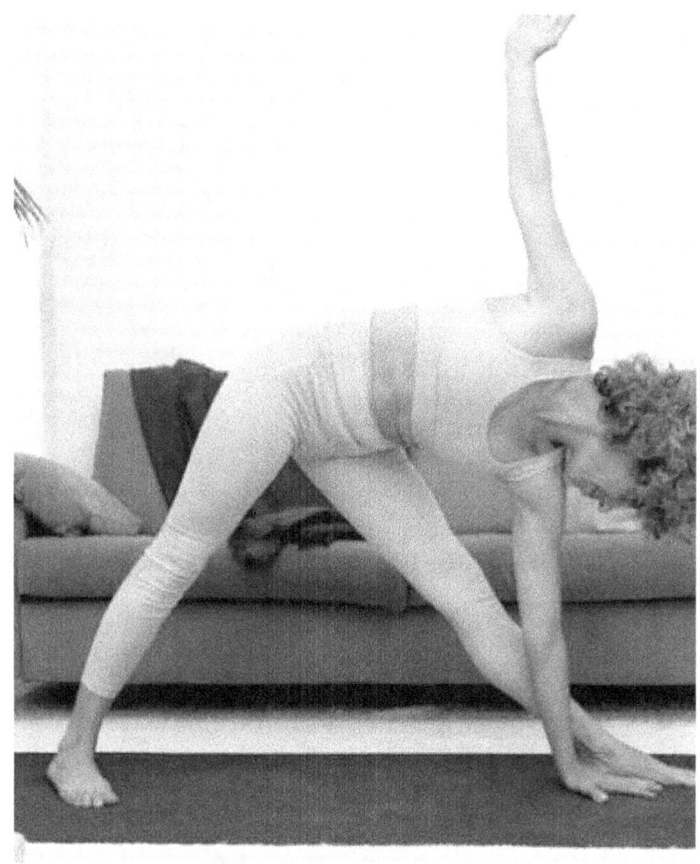

KAPITTEL 3: FRIGJØRING AV SPENNING GJENNOM BEVEGELSE

Skånsomme strekk

Tøying er en enkel, men effektiv måte å redusere spenninger, øke fleksibiliteten og øke den generelle helsen. Skånsomme strekk er veldig gunstige for nybegynnere fordi de er enkle å utføre og ikke krever mye trening eller utstyr. I denne delen skal vi se på en rekke milde strekk som kan hjelpe deg med å lette inn i en vane og føle deg mer avslappet og balansert.

Hvorfor milde strekk?

Skånsomme strekk er ideelle for nybegynnere fordi de:

- Fremme avslapning: Langsomme og kontrollerte bevegelser bidrar til å roe nervesystemet og redusere stress.
- Forbedre fleksibiliteten: Regelmessig tøying kan forbedre bevegelsesområdet og fleksibiliteten uten å belaste musklene.
- Forebygg skade: Skånsomme strekk varmer opp musklene og forbereder dem på mer anstrengende aktiviteter, noe som reduserer risikoen for skade.
- Lette spenning: De retter seg mot områder der spenninger ofte samler seg, for eksempel nakke, skuldre og rygg.

Grunnleggende prinsipper for skånsom tøying

- Varm opp først: Start alltid med en kort oppvarming for å få blodet til å strømme. Dette kan være noen minutter med lett aktivitet som å gå eller forsiktig bevegelse.
- Pust dypt: Dyp, jevn pust hjelper kroppen din til å slappe av og lar deg strekke deg mer effektivt.

- Beveg deg sakte: Unngå sprettende eller rykkende bevegelser. Strekk sakte og hold hver posisjon for å gi musklene tid til å tilpasse seg.
- Lytt til kroppen din: Strekk deg til det punktet med mildt ubehag, ikke smerte. Hvis en strekk føles for intens, kan du slappe av litt.

Skånsomme strekk for nybegynnere

Her er noen enkle strekninger du kan starte med. Mål å holde hver strekning i ca. 20-30 sekunder og gjenta 2-3 ganger.

1. **Strekk i nakken:**

- Sitt eller stå oppreist med skuldrene avslappet.
- Vipp hodet sakte mot høyre skulder, og kjenn en forsiktig strekk langs venstre side av nakken.
- Hold strekningen, gå deretter sakte tilbake til startposisjonen og gjenta på venstre side.

2. **Skulder strekk:**

- Strekk ut høyre arm rett ut foran deg.
- Bruk venstre hånd til å trekke høyre arm forsiktig over brystet.
- Hold strekket, og bytt deretter armer.

3. **Bryst strekk:**

- Stå med føttene i skulderbreddes avstand og hendene festet bak ryggen.
- Løft armene forsiktig og åpne brystet, klem skulderbladene sammen.
- Hold strekningen mens du puster dypt.

4. Øvre ryggstrekk:

❖ Sitt eller stå med føttene i hoftebreddes avstand.

❖ Flett fingrene sammen og strekk dem ut foran deg, og runder øvre del av ryggen.

❖ Hold strekningen, kjenn strekningen mellom skulderbladene.

5. Hamstring strekk:

❖ Sitt på gulvet med det ene benet utstrakt og det andre benet bøyd med fotsålen mot innsiden av låret.

❖ Strekk deg mot det forlengede benet, hold ryggen rett.

❖ Hold strekningen, og bytt deretter ben.

6. Leggen strekker:

❖ Stå vendt mot en vegg med hendene presset mot den.

❖ Gå en fot tilbake og trykk hælen ned i gulvet.

❖ Hold strekningen, og bytt deretter ben.

7. Hoftebøyer strekk:

❖ Knel på høyre kne med venstre fot foran, og skap en 90-graders vinkel med begge bena.

❖ Skyv hoftene forsiktig fremover mens du holder ryggen rett.

❖ Hold strekningen, og bytt deretter side.

Spenningsfrigjøring gjennom strømning

Yoga og somatiske øvelser fremhever ofte konseptet flyt, en jevn, kontinuerlig bevegelse som forbinder ulike stillinger eller bevegelser. Å forstå og ta i bruk dette konseptet kan hjelpe nybegynnere med å forbedre sin evne til å frigjøre spenninger og dyrke en følelse av ro i både kropp og sinn. Flytbaserte aktiviteter innebærer sømløs overgang fra en stilling til en annen, noe som resulterer i en rytme som ikke bare slapper av nervesystemet, men også forbedrer fleksibiliteten og koordinasjonen.

Fordelene med strømningsbaserte bevegelser

1. Økt bevissthet: Flytbasert praksis fremmer oppmerksomhet og bevissthet i øyeblikket. Etter hvert som du går gjennom en sekvens, blir du mer bevisst på kroppens følelser, tanker og følelser, noe som fører til økt selvbevissthet og en større forståelse av din fysiske og mentale helse.
2. Stressreduksjon: Væskebevegelser stimulerer det parasympatiske nervesystemet, som er ansvarlig for avslapning og helbredelse. Denne aktiveringen hemmer stressresponsen, senker kortisolnivået og oppmuntrer til ro.
3. Forbedret fleksibilitet: Enkle endringer mellom stillinger hjelper til med gradvis å strekke og forlenge musklene. Over tid fører dette til forbedret fleksibilitet og redusert muskelstivhet, noe som kan hjelpe mot kronisk spenning og ubehag.
4. Økt styrke og stabilitet: Strømningsbaserte øvelser krever koordinering av flere muskelgrupper, noe som forbedrer den generelle styrken og stabiliteten. Dette balanserte engasjementet bidrar til å unngå skader og fremmer funksjonelle bevegelsesmønstre.

Komme i gang med flytbaserte praksiser

- Finn rytmen din: Start med å fokusere på pusten din. Pust inn og pust dypt ut, og la pusten styre bevegelsene dine. Hver innånding kan føre til en utvidelse eller åpning, mens hver utpust kan forårsake frigjøring eller innsnevring. Det rytmiske forholdet mellom pust og bevegelse fungerer som grunnlaget for flytbaserte teknikker.

- Start med enkle sekvenser: For nybegynnere er det viktig å starte med grunnleggende sekvenser som er enkle å følge. En vanlig sekvens til å begynne med er solhilsenen, en serie stillinger som flyter jevnt sammen:

❖ Fjellstilling (Tadasana): Stå høyt med føttene i hoftebreddes avstand og armene langs sidene. Jord gjennom føttene og engasjer kjernen.

❖ Forward Fold (Uttanasana): Hengsel ved hoftene og brett fremover, slik at hodet og nakken kan slappe av. Bøy knærne litt om nødvendig.

❖ Halvveis løft (Ardha Uttanasana): Løft overkroppen halvveis opp, med hendene på leggene eller lårene, og forleng ryggraden.

❖ Plankestilling (Phalakasana): Gå tilbake til en plankeposisjon, hold kroppen i en rett linje fra hode til hæler.

❖ Chaturanga Dandasana: Senk kroppen halvveis, hold albuene nær ribbeina.

❖ Oppovervendt hund (Urdhva Mukha Svanasana): Trykk gjennom hendene for å løfte brystet og hoftene, åpne hjertet og strekke frontkroppen.

❖ Nedovervendt hund (Adho Mukha Svanasana): Løft hoftene opp og tilbake, og dann en omvendt V-form med kroppen. Press hælene mot gulvet og spre fingrene bredt.

- Gå tilbake til Mountain Pose: Gå gradvis tilbake til Mountain Pose, jord deg selv og forbered deg på neste runde.

- Fokuser på jevne overganger: Etter hvert som du går gjennom sekvensen, fokuser på overgangene mellom hver positur. I stedet for å skynde deg eller rykke, gå for en sakte, flytende strøm. Tenk deg at bevegelsene dine er som en jevn bølge som flyter fra en positur til den neste.

- Lytt til kroppen din: Flytbaserte øvelser bør komme naturlig og uanstrengt. Vær oppmerksom på kroppens signaler og endre handlingene dine deretter. Hvis du opplever ubehag eller belastning, slapp av og endre holdning. Det er avgjørende å beholde en følelse av avslapning og komfort gjennom hele praksisen.

- Inkluder pustebevissthet: Pusten din er din primære guide i flytbasert praksis. Synkroniser bevegelsene dine med pusten for å opprettholde en jevn rytme og utdype følelsen av avslapning. Bruk pusten til å veilede deg inn i hver stilling og for å legge til rette for jevne overganger.

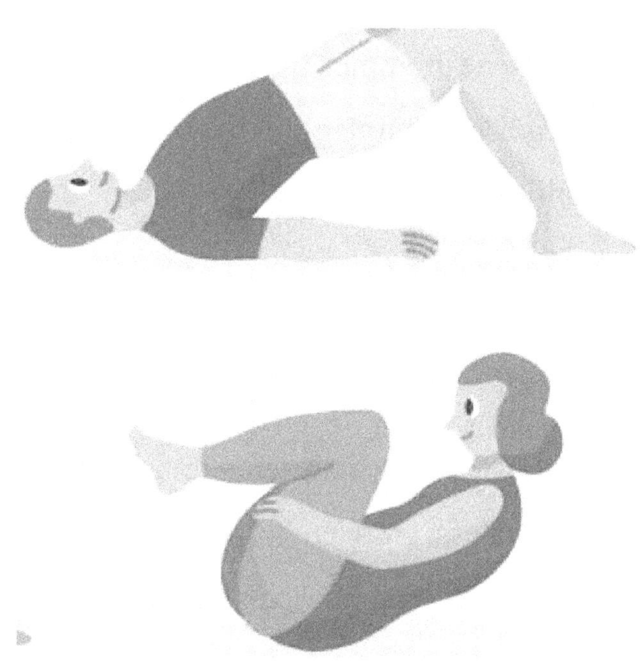

KAPITTEL 4: EMOSJONELL REGULERING

Stressreduserende bevegelser

Stress er en naturlig reaksjon på opplevde farer eller forventninger som kan manifestere seg fysisk og følelsesmessig. Når det brukes med måte, kan stress være både motiverende og tilpasningsdyktig. Imidlertid kan langvarig eller overdreven stress forårsake en rekke helseproblemer, inkludert angst, depresjon og fysiske sykdommer som høyt blodtrykk og fordøyelsessykdommer. Effektiv stressmestring er avgjørende for å bevare følelsesmessig og fysisk velvære.

Stressreduserende bevegelser tar sikte på å dempe de fysiologiske og psykologiske virkningene av stress. Disse øvelsene fremmer muskelavslapping, mental ro og generelt velvære. Å inkludere slike bevegelser i din daglige rutine kan redusere stress betraktelig og forbedre følelsesmessig stabilitet.

Nøkkelprinsipper for stressreduserende bevegelser

1. Mindfulness og tilstedeværelse: Stressreduserende bevegelser er mest effektive når de praktiseres med mindfulness. Å være tilstede og oppmerksom på kroppens sensasjoner bidrar til å utdype avslapningsresponsen og forbedrer effektiviteten til bevegelsene.

2. Pustebevissthet: Å integrere bevisst pust med bevegelser kan forsterke de stressavlastende fordelene. Dype, langsomme pust bidrar til å aktivere det parasympatiske nervesystemet, fremmer avslapning og reduserer stressresponsen.

3. Milde og kontrollerte bevegelser: Stressreduserende bevegelser bør være skånsomme og kontrollerte for å unngå å skape ekstra spenning. Bevegelser bør være jevne, flytende og bevisste, med fokus på å lette i stedet for å anstrenge seg.

Effektive stressreduserende bevegelser

1. Katt-ku strekk (Marjaryasana-Bitilasa na)

Formål: Denne bevegelsen bidrar til å frigjøre spenninger i rygg og nakke, fremmer ryggradsfleksibilitet og oppmuntrer til pustebevissthet.

Slik gjør du det:

- ❖ Start på alle fire med hendene rett under skuldrene og knærne under hoftene.
- ❖ Pust mens du bøyer ryggen, løfter halebeinet og hodet mot taket (Cow Pose).
- ❖ Pust ut mens du runder ryggraden, stikker haken mot brystet og trekker navlen mot ryggraden (Cat Pose).
- ❖ Fortsett å flyte mellom disse to posisjonene i 1-2 minutter, og koordiner pusten med hver bevegelse.

2. Barnets positur (Balasana)

Formål: Denne posituren strekker forsiktig rygg, hofter og lår, og gir en beroligende effekt for nervesystemet.

Slik gjør du det:

- ❖ Knel på gulvet med stortærne i kontakt og knærne fra hverandre. Len deg tilbake på hælene.
- ❖ Brett deg fremover, strekk ut armene foran deg eller hvil dem langs sidene, og la pannen hvile på matten.
- ❖ Pust dypt og hold deg i denne stillingen i 1-3 minutter, slik at kroppen kan slappe av og sinnet stille.

3. Sittende foroverbøyning (Paschimottanasana)

Formål: Denne posituren strekker hamstrings og korsrygg, fremmer avslapning og reduserer spenninger.

<u>Slik gjør du det:</u>

- ❖ Sitt på gulvet med bena utstrakt rett foran deg.
- ❖ Pust inn og forleng ryggraden, pust deretter ut og brett deg fremover, strekk deg mot føttene eller leggene.
- ❖ Hold posisjonen i 1-2 minutter, fokuser på dyp pusting og slipp spenninger for hver utpust.

4. Bena opp på veggen positur (Viparita Karani)

Formål: Denne gjenopprettende posituren bidrar til å redusere stress og tretthet, fremme sirkulasjonen og lindre spenninger i bena og korsryggen.

<u>Slik gjør du det:</u>

- ❖ Sitt ved siden av en vegg og ligg på ryggen. Sving bena opp mot veggen mens du holder armene avslappet langs sidene.
- ❖ Juster posisjonen din slik at hoftene er nær veggen og bena strekkes oppover.
- ❖ Hold deg i denne posisjonen i 5-10 minutter, fokuser på dype, jevne pust og la kroppen slappe helt av.

5. Progressiv muskelavslapping

Formål: Denne teknikken bidrar til å redusere fysisk spenning og fremme avslapning ved systematisk å spenne og deretter slappe av forskjellige muskelgrupper.

<u>Slik gjør du det:</u>

❖ Finn en komfortabel sittende eller liggende stilling.

❖ Start med føttene og jobb deg opp gjennom kroppen, spenn hver muskelgruppe (f.eks. føtter, legger, lår, mage) i 5-10 sekunder og slipp deretter.

❖ Fokuser på kontrasten mellom spenning og avslapning, og legg merke til hvordan kroppen din føles når du går gjennom hver muskelgruppe.

Pust for emosjonell kontroll

Pust er en grunnleggende fysiologisk prosess som ikke bare opprettholder livet, men også hjelper til med emosjonell regulering. Måten vi puster på kan ha stor innvirkning på vår følelsesmessige tilstand, enten øke stress og angst eller fremme fred og balanse. Ved å lære og praktisere spesifikke pusteteknikker kan vi bedre håndtere og regulere følelsene våre.

Å puste for emosjonell regulering innebærer å bruke bevisste, bevisste pustemønstre for å endre det autonome nervesystemet, som regulerer kroppens stressreaksjon. Pustefokuserte teknikker kan bidra til å redusere angst, forbedre fokus og fremme avslapning og følelsesmessig stabilitet.

Viktige pusteteknikker for emosjonell kontroll

1. Diafragmatisk pust (abdominal pust)

Formål: Diafragmatisk pust hjelper til med å engasjere det parasympatiske nervesystemet, noe som fremmer avslapning og reduserer stress.

Slik gjør du det:

❖ Sitt eller ligg i en komfortabel stilling. Legg den ene hånden på brystet og den andre på magen.

❖ Pust dypt inn gjennom nesen, slik at magen kan heve seg når mellomgulvet beveger seg nedover. Hånden på magen skal kjenne stigningen, mens hånden på brystet skal forbli relativt stille.

❖ Pust sakte ut gjennom munnen, slik at magen faller. Sikt på en jevn, jevn utpust.

❖ Øv på dette i 5-10 minutter, med fokus på dype, fulle pust og en avslappet mage.

2. Bokspust (firkantet pust)

Formål: Bokspusting er en strukturert pusteteknikk som bidrar til å roe sinnet, forbedre fokus og redusere angst.

<u>Slik gjør du det:</u>

❖ Sitt eller stå komfortabelt med rett rygg.

❖ Pust dypt inn gjennom nesen for å telle til fire.

❖ Hold pusten for å telle til fire.

❖ Pust sakte ut gjennom munnen for å telle til fire.

❖ Ta en pause og hold pusten for en ny telling på fire.

❖ Gjenta denne syklusen i 3-5 minutter, og oppretthold et jevnt, rytmisk mønster.

3. 4-7-8 Pust

Formål: Denne teknikken bidrar til å fremme avslapning og håndtere stress ved å forlenge utåndingsfasen, som utløser det parasympatiske nervesystemet.

<u>Slik gjør du det:</u>

❖ Sitt eller ligg komfortabelt.

❖ Pust stille inn gjennom nesen for å telle til fire.

❖ Hold pusten for å telle til syv.

❖ Pust helt og hørbart ut gjennom munnen for å telle til åtte.

❖ Fullfør denne syklusen i 4-6 runder, med fokus på den forlengede utpusten for å utdype avslapning.

4. Alternativ neseborpust (Nadi Shodhana)

Formål: Alternativ neseborpust balanserer nervesystemet, beroliger sinnet og fremmer en følelse av harmoni og fokus.

Slik gjør du det:

❖ Sitt komfortabelt med rett ryggrad og skuldrene avslappet.

❖ Bruk høyre tommel til å lukke høyre nesebor.

❖ Pust dypt og sakte inn gjennom venstre nesebor.

❖ Lukk venstre nesebor med høyre ringfinger og slipp høyre nesebor.

❖ Pust sakte ut gjennom høyre nesebor.

❖ Pust inn gjennom høyre nesebor, og lukk den deretter med tommelen.

❖ Slipp venstre nesebor og pust ut gjennom venstre side.

❖ Fortsett denne syklusen i 5-10 minutter, og oppretthold en jevn og balansert rytme.

5. Løvens pust (Simhasana)

Formål: Løvens pust bidrar til å frigjøre oppdemmet spenning, redusere stress og forbedre følelsesmessig klarhet.

Slik gjør du det:

❖ Sitt komfortabelt med knærne i kors eller bena forlenget foran deg.

❖ Legg hendene på knærne eller lårene, med fingrene spredt bredt.

❖ Pust dypt inn gjennom nesen, og åpne deretter munnen på vidt gap.

❖ Stikk ut tungen og pust kraftig ut mens du lager en "ha"-lyd.

❖ Legg vekt på frigjøring av pust og ansiktsspenninger.

❖ Gjenta i 5-7 pust, med fokus på følelsen av frigjøring og avslapning.

Innlemme pusteteknikker i dagliglivet

- Lag en rutine: Integrer disse pusteøvelsene i din daglige rutine. Du kan starte dagen med noen minutter med diafragmatisk pust eller bruke bokspust i stressende situasjoner.

- Bruk pusteteknikker etter behov: Når du opplever økte følelser eller stress, ta en pause for å øve på en av disse teknikkene. Dette kan bidra til å sentrere deg selv og håndtere din følelsesmessige respons mer effektivt.

- Kombiner med andre praksiser: Forbedre fordelene med pusteteknikker ved å kombinere dem med andre stressmestringspraksiser, for eksempel mindfulness-meditasjon, yoga eller progressiv muskelavslapping.

- Øv regelmessig: Effektiviteten av pusteteknikker forbedres med regelmessig trening. Sett av dedikert tid hver dag til å øve på disse teknikkene og legg merke til hvordan din følelsesmessige motstandskraft og generelle velvære forbedres over tid.

- Tilpass deg dine behov: Ulike teknikker kan fungere bedre for forskjellige situasjoner. Eksperimenter med ulike metoder for å finne det som resonerer best med deg og passer din livsstil.

KAPITTEL 5: SMERTE- OG ANGSTLINDRING

Målretting mot spesifikke smertepunkter

Det er vanlig å føle seg overveldet når det kommer til smertebehandling, spesielt hvis ubehaget har vært en kronisk kamp. Smerte kan påvirke livskvaliteten din negativt, uavhengig av kilden, dårlig holdning, pågående stress eller en ulykke. Men hva om du naturlig kunne lindre de plagsomme smertepunktene? Somatiske øvelser kan hjelpe med dette. For en nybegynner kan det være transformerende å identifisere og løse faktiske smertepunkter.

La oss dissekere det på en klar og forståelig måte. Til å begynne med, husk at smerte er kroppens metode for å varsle deg om noe som trenger din oppmerksomhet. Somatiske øvelser tar sikte på å møte dette ønsket ved å justere kroppen og forsiktig tilbakestille nevrale systemet. Disse bevegelsene handler ikke om å presse seg gjennom smerte, men heller å stille inn på den. Du lærer hvordan du lytter til kroppen din og i sin tur lindrer spenningen som bygges opp i bestemte områder.

Slik kan nye nybegynnere begynne å trene somatiske øvelser for å målrette mot de hyppigste smertepunktene:

1. Smertelindring i nakke og skuldreMange av oss har spenninger i skuldre og nakke, noe som forårsaker stivhet og smerter. Dette stresset kan virke som en uendelig vekt, enten det stammer fra dårlig holdning, bruk av elektronikk eller arbeid ved et skrivebord. Hemmeligheten for nybegynnere er å frigjøre akkumuleringen på disse stedene med langsomme, bevisste bevegelser.

Prøv denne enkle somatiske øvelsen:

- Hvis det hjelper deg med å konsentrere deg, start med å sitte komfortabelt og lukke øynene.
- Kjenn at musklene i skuldrene strekker seg og slapper av mens du sakte ruller dem bakover.
- Pust naturlig mens du beveger deg, og vær oppmerksom på hvordan musklene dine føles.
- Etter noen runder, snu bevegelsen og rull skuldrene fremover.

Målet er ikke å tvinge bevegelsen, men å bringe bevissthet om hvordan nakken og skuldrene dine føles. Etter hvert som du blir mer bevisst, vil du naturlig begynne å slippe spenninger.

2. Smerter i korsryggenEt annet typisk sted hvor ubehag samler seg er korsryggen, som noen ganger er forårsaket av langvarig sittende eller dårlige løfteteknikker. For nybegynnere er det viktig å konsentrere seg om milde øvelser som øker letthet og fleksibilitet på dette området.

En flott startbevegelse for avlastning av korsryggen:

- Med føttene flatt på bakken og knærne bøyd, ligg flatt på ryggen.
- Pust dypt inn, og trykk deretter korsryggen mykt ned i gulvet mens du puster ut. Med hvert pust ut, slipp taket og la ryggraden slappe av.
- La korsryggen naturlig bue bort fra gulvet ved påfølgende innpust, men akkurat så langt det er behagelig.
- Gjenta denne handlingen forsiktig i flere pust, og vær oppmerksom på hvordan korsryggen reagerer.

Denne bevegelsen hjelper til med å justere ryggraden og gir balanse til muskler som ofte er stramme etter langvarig sittende eller stående.

3. Hofte- og bekkensmerterBekkenavvik eller anspente muskler kan være årsaken til hoftesmerter. De som sitter i lengre perioder er spesielt utsatt for dette ubehaget. Somatiske øvelser som forsiktig mobiliserer hofteleddene og frigjør spenninger i de omkringliggende musklene er gunstige for nybegynnere.

For å målrette hoftesmerter:

➢ Ta tak i baksiden av benet for støtte, løft det ene kneet mot brystet mens du er på ryggen.

➢ Føl bevegelsen og rotasjonen av hofteleddet mens du sakte snurrer kneet i en enkelt retning.

➢ Etter noen runder, snu retningen og arbeid på motsatt ben.

➢ Vær oppmerksom på hvordan hoftene og bekkenet føles mens du beveger deg, og hold bevegelsene lette og kontrollerte.

Denne bevegelsen er enkel, men effektiv, og hjelper til med å frigjøre tetthet i hofter og korsrygg.

4. Angstindusert spenningAngst påvirker mer enn bare intellektet; Det forårsaker også fysisk belastning i kroppen. Mange nybegynnere er sjokkert over å høre at angsten deres kan forårsake smerte, spesielt i brystet og magen. Somatiske øvelser hjelper deg med å frigjøre denne spenningen ved å bruke bevisst bevegelse for å berolige nervesystemet.

En jordingsøvelse for å lindre angstrelaterte spenninger:

➢ Ligg på ryggen og legg hendene mykt på magen for å begynne.

➢ Lukk øynene og vær oppmerksom på pusten din. Kjenn at magen hever seg for hver innånding og synker ned for hvert pust.

> Se for deg at spenningen i kroppen din forsvinner for hver utpust, og frigjør eventuelle knuter i magen eller brystet.

> I flere minutter, fortsett å gjøre denne øvelsen mens du er oppmerksom på hvordan hvert pust får kroppen din til å føles.

Med disse øvelsene som er enkle å lære, kan du fokusere på faktiske smerteområder og styrke forholdet til kroppen din. Denne fokuserte teknikken forbedrer ditt generelle velvære i tillegg til å lindre fysisk lidelse. Husk at veien til smertelindring er individualisert og progressiv. Du vil etter hvert oppleve et større nivå av avslapning og komfort hvis du tar hensyn til kroppen din og beveger deg med fokus.

Frigjør angst gjennom milde bevegelser

Både kropp og sinn kan bli negativt påvirket av angst, noe som kan føles som en tung vekt. Det intensiveres ofte gradvis, og gir en anspent og urolig følelse som er vanskelig å bli kvitt. Heldigvis er det en enkel tilnærming for å lindre bekymring fra kroppen gjennom milde somatiske bevegelser. Disse øvelsene, i motsetning til mer anstrengende, retter seg mot avslapping av nervesystemet for å hjelpe deg med å gjenvinne likevekt og avslapning. Denne metoden er ideell for nybegynnere siden den er mild, intuitiv og ikke krever noen spesialiserte verktøy eller høyt utviklede evner. Derfor, hvordan kan mobilitet hjelpe til med angstlindring? Kroppens naturlige respons på stress, kamp-eller-flykt-responsen, utløses av angst. Selv om denne reaksjonen kan være nyttig under farlige omstendigheter, gjør det å være engstelig hele tiden kroppen din hyperårvåken. Pusten din blir grunn, musklene spenner seg og sinnet ditt forblir rastløst. Ved å kutte denne syklusen hjelper milde bevegelser nervesystemet ditt med å gå fra en reaktiv til en trygg og avslappet tilstand.

Kraften i pustetilkoblet bevegelse

Å koble bevegelsen din til pusten din er en av de beste metodene for å gi slipp på angst. Å puste raskt og grunt er et vanlig symptom på angst, som forverrer anspente og paniske følelser. Du kan kontrollere pusten og stresse ned samtidig ved å implementere pustefokuserte bevegelser.

1. Langsomme, rytmiske bevegelser for å roe sinnet

Alt ser ut til å skje raskere når du er engstelig: hjertet ditt banker, tankene raser, og du blir rastløs. Ved å indikere for hjernen at alt er bra, kan kroppen oppmuntre sinnet til å følge etter ved å bremse bevegelsene.

2. Jording av kroppen gjennom skånsom tøying

Det er vanlig at angst får deg til å føle deg uengasjert fra kroppen din. En utmerket teknikk for å jorde deg selv og returnere fokuset til her og nå er å strekke deg forsiktig. Det parasympatiske nervesystemet, som utløses av strekking, reduserer kroppens kamp-eller-flykt-reaksjon.

3. Oppmerksom vandring

En annen effektiv metode for å redusere angst gjennom bevegelse er oppmerksom gange. Det innebærer å gå saktere, være oppmerksom på kroppens sensasjoner og koordinere bevegelsene dine med pusten din. Det er en veldig beroligende teknikk som er ideell for nykommere som kan bli nervøse i stillhet.

4. Progressiv muskelavslapping (PMR)

Ved hjelp av PMR-teknikken spennes flere muskelgrupper og frigjøres deretter. Denne prosedyren hjelper deg med å bli kvitt nervøse opplevelser ved å lære kroppen din forskjellen mellom spenning og avslapning.

Du kan gradvis trene opp kroppen din til å reagere på stress på bedre måter ved å legge til disse enkle bevegelsene i din daglige rutine. Disse treningsøktene er flotte fordi de ikke tar mye tid eller krever noen forkunnskaper. Etter hvert som du blir mer rolig, kan du gradvis øke fra et beskjedent utgangspunkt mens du tar hensyn til hvordan kroppen din føles.

Du kan skape rom for fred og ro ved å frigjøre angst fra kropp og tanker gjennom oppmerksom handling.

KAPITTEL 6: UTVIKLE EN DAGLIG SOMATISK RUTINE INNEN 14 DAGER

10-minutters morgenrutine

Å etablere en regelmessig somatisk praksis kan virke som en stor oppgave, men hva om det bare tok ti minutter hver morgen og kveld? Du kan lage en enkel, produktiv vane som vil hjelpe deg å dekomprimere om natten og sette tonen for resten av dagen på bare 14 dager. Å få kroppen til å føle seg bra er hovedmålet med denne metoden, som unngår å overstrekke deg selv med vanskelige eller langvarige aktiviteter. Med litt oppmerksomhet vil du bli overrasket over hvor mye du kan oppnå på så kort tid. Konsistens, ikke perfeksjon, er nøkkelen.

La oss undersøke hvordan du lager disse rutinene og fordelene de kan tilby for din fysiske og mentale helse.

Den 10-minutters morgenrutinen

Du har sjansen til å vekke kroppen din forsiktig om morgenen og etablere et positivt syn på dagen. Du kan revitalisere musklene, berolige sinnet og fjerne stivhet fra søvnen ved å inkludere bare 10 minutter med somatiske øvelser.

Slik strukturerer du morgenrutinen din:

- Jording og pustebevissthet (2 minutter)

Sett deg godt ned eller reis deg opp først. Hold magen med den ene hånden og brystet med den andre. Pust sakte og dypt, slik at magen kan heve og senke seg for hvert pust inn og ut. Denne enkle øvelsen hjelper deg med å forberede deg mentalt til neste dag ved å vekke kropp og sinn.

- Nakke- og skulderruller (2 minutter)

Mange av oss har ubehag i skuldre og nakke når vi våkner. Vipp hodet sakte fra side til side etter å ha rullet skuldrene forsiktig fremover og bakover. Føl spenningen, slipp og strekk. Hold oppmerksomheten på områder som virker spesielt stramme mens du tar hensyn til følelsene.

- Gentle Spine Twists (3 minutter)

Enten mens du står eller sitter med bena i kryss, vri ryggraden sakte til den ene siden, hold den der i noen åndedrag før du flytter deg til den andre. Disse milde vendingene fremmer fleksibilitet og hjelper til med å vekke ryggraden. Vurder å gi slipp på stress i sidene eller korsryggen mens du vrir deg.

- Ben- og hoftestrekk (3 minutter)

Strekk hoftene og bena litt på slutten av rutinen. Dette kan være så enkelt som å brette seg fremover fra stående stilling, strekke seg i hamstringen eller føre det ene benet opp til brystet mens du sitter. Denne øvelsen hjelper underkroppen med å holde seg balansert og øker blodstrømmen.

10-minutters kveldsrutine

Målet med kvelden er å slappe av og slippe stress som har bygget seg opp i løpet av dagen. Du kan roe kropp og sinn før sengetid med en 10-minutters nattrutine som kan hjelpe deg å gå fra en travel dag til en avslappende natt.

Slik strukturerer du kveldsrutinen din:

- Helkroppsskanning og avslapning (2 minutter)

Enten legg deg ned eller ta et komfortabelt sete. Lukk øynene og pust dypt inn like mange ganger. Undersøk kroppen din sakte, og jobb deg opp til hodet fra føttene. Identifiser eventuelle anspente flekker og slipp dem bevisst. Nå er tiden inne for å få kontakt med kroppens siste følelser for dagen.

- Progressiv muskelavslapping (3 minutter)

Start med å trekke sammen og slappe av ulike muskelgrupper. Ta et par skritt fremover, plant føttene og slipp taket. Fortsett opp gjennom armer, ben, mage, bryst og ansikt. Denne øvelsen hjelper kroppen din til å bli mer uthvilt og frigjør fysiske spenninger.

- Hofte- og korsryggstrekk (3 minutter)

Mange ender opp med anspente hofter og korsrygg på slutten av dagen. Plasser det ene kneet mykt opp til brystet mens du ligger på ryggen, og hold det der i noen åndedrag. Fortsett med motsatt ben. Denne strekningen øker bevegelsesområdet og lindrer spenningen i korsryggen.

- Bevisst pusting og å gi slipp (2 minutter)

Pust dypt og bevisst mens du fullfører rutinen. Pust gradvis inn gjennom nesen, deretter ut gjennom munnen. Konsentrer deg om å gi slipp på spenningen i kropp og sinn som har bygget seg opp i løpet av dagen mens du puster. Før du legger deg, gi slipp på alle bekymringer og uferdige saker.

Å komme i kroppsform på bare 14 dager

Disse raske, konsentrerte øvelsene kan forbedre ditt fysiske og følelsesmessige velvære betydelig hvis du implementerer dem i hverdagen din i en periode på 14 dager. Slik opprettholder du denne virkemåten:

- **Sett av tid**

Sett en vanlig tidsplan for dine nattlige og morgenritualer. Bare velg en tidsramme som fungerer for deg; Det trenger ikke å være strengt. Du kan stå opp om morgenen eller legge deg rett før kvelden.

- **Start i det små**

Ikke stress over å være feilfri i hvert trinn. Det viktige er å bare møte opp og prøve ditt beste hver dag. Bevegelsene vil bli stadig mer intuitive etter hvert som tiden går, og du vil føle deg mer som en del av prosessen.

- **Vær oppmerksom**

Fokuser på hvordan kroppen din føles under hver bevegelse. I stedet for å skynde deg gjennom øvelsene, gi deg selv tillatelse til å bremse ned. Denne oppmerksomheten er det som gjør somatisk praksis så kraftig, siden den lar deg virkelig oppleve effektene på kroppen din.

- **Følg fremgangen din**

Vurder å føre en liten dagbok der du noterer hvordan du føler deg etter hver rutine. Dette vil ikke bare holde deg motivert, men vil også hjelpe deg å se hvordan disse 10-minutters praksisene påvirker ditt generelle velvære positivt.

Avslapning på slutten av dagen

Det er avgjørende å la kropp og sinn virkelig slappe av når dagen går mot slutten. En god avslapningsteknikk på slutten av dagen hjelper deg med å dekomprimere, frigjøre spenninger og gjøre deg klar for en god natts søvn. For nybegynnere trenger det ikke å være vanskelig eller tidkrevende å skape en rask og enkel somatisk praksis som fremmer dyp avslapning. Faktisk kan måten du slapper av på etter en hektisk dag forbedres mye ved å dedikere noen minutter til bevisst, gjennomtenkt pust og mild bevegelse.

Kroppen din bygger opp spenninger fra fysisk anstrengelse, stress og følelsesmessige vansker i løpet av dagen. Denne spenningen kan akkumuleres uten passende avslapning, noe som kan svekke ditt generelle velvære og søvnkvaliteten. Å etablere en fokusert kveldsrutine letter overgangen til nervesystemet ditt fra en våken til en avslappet tilstand, og fremmer dermed gjenopprettende søvn.

Du kan fortelle kroppen din når det er på tide å slappe av ved å konsentrere deg om sakte, bevisst pust og bevegelse, noe som vil åpne døren til dyp avslapning. For nybegynnere er det viktigere å finne bevegelser som hjelper til med å frigjøre spenninger enn å gjøre anstrengende strekk eller treningsøkter.

Hvordan lage en avslapningsrutine på slutten av dagen

Her er en trinn-for-trinn-guide for å utvikle en effektiv avslapningspraksis på slutten av dagen som kan fullføres på bare 10–15 minutter. Denne rutinen er designet for å slappe av i kroppen, lette sinnet og forberede deg på en avslappende natt.

1. Sett stemningen (1-2 minutter)

Start med å skape en fredelig atmosfære. Reduser lysstyrken, slå på litt avslappende musikk og finn et koselig sted hvor du ikke blir plaget. For å gjøre kropp og sinn klar for avslapning, er det viktig å sette stemningen. I tillegg kan du legge til beroligende aromaer som kamille eller lavendel.

2. Jording og sentrering (2 minutter)

Finn først en komfortabel holdning for å sitte eller ligge komfortabelt. Lukk øynene og pust dypt inn mange ganger. Vær oppmerksom på hvordan du føler deg knyttet til jorden, enten det er sengen eller gulvet. La kroppen din vokse seg tung når du kjenner støtten under den. Det er på tide for dere å bevege dere fra omverdenen og inn i deres eget rom.

Følg nøye med på pusten din, og visualiser å gi slipp på dagens hendelser med hver utpust. Alt som fortsatt kan være i tankene dine, slipp taket.

3. Slipp spenning med milde strekk (4-5 minutter)

For å frigjøre fysiske spenninger, fokuser på milde strekk som retter seg mot områder som vanligvis påvirkes av daglig stress, som nakke, skuldre og korsrygg.

- Strekk i nakken:

Forleng siden av nakken ved å vippe hodet forsiktig til den ene siden. Etter noen pust med å holde, bytt side. Dette avlaster belastningen som lange perioder med sittende eller arbeid har lagt på nakken.

- Skulder ruller:

Rull hensynsfullt og sakte skuldrene i sirkler. Rull dem fremover noen ganger, og rull dem deretter bakover ved å gå i den andre retningen. For hver bevegelse kan du kjenne at musklene i øvre del av ryggen og nakken slapper av.

- Spinal vri:

Ta noen dype åndedrag og roter ryggraden sakte til den ene siden mens du sitter eller ligger. Slipp deretter strekningen og gjenta på den andre siden. Denne enkle vrien er ideell for å slappe av etter en krevende dag siden den letter stress i korsryggen og ryggraden.

- Benstrekk:

Kjenn belastningen i leggene og lårene når du strekker ut bena og peker og bøyer foten. Alternativt kan du løfte det ene kneet til brystet og holde det der i noen åndedrag før du senker det igjen. Dette hjelper til med å frigjøre spenninger som bygger seg opp i bena og hoftene etter langvarig sitting.

4. Oppmerksom pust og kroppsskanning (3 minutter)

Legg deg ned eller sitt komfortabelt og lukk øynene. Begynn med å fokusere på pusten din. Pust dypt inn gjennom nesen, fyll lungene helt, og pust deretter sakte ut gjennom munnen. Mens du puster, bring bevisstheten din til hver del av kroppen din, start fra tærne og beveg deg opp til toppen av hodet.

- Når du mentalt skanner hvert område, legg merke til om det er spenning eller tetthet.
- For hver utpust, forestill deg at spenningen smelter bort, slik at musklene dine blir avslappede og rolige.
- Denne oppmerksomme pusten og kroppsskanningen hjelper til med å roe både sinn og kropp, slik at du kan gi slipp på dagens stress og forberede deg på søvn.

5. Progressiv muskelavslapping (3 minutter)

Progressiv muskelavslapping, eller PMR, er en effektiv metode for å lindre kronisk stress. Start med å spenne en bestemt muskelgruppe, for eksempel hendene eller føttene, hold den en liten stund, og slipp deretter taket mens du puster ut. Spenn og slipp hver muskelgruppe når du beveger deg fra føttene til hodet. Ved å lære kroppen din å skille mellom spenning og avslapning, vil denne praksisen forbedre din evne til å stresse ned.

6. Avslutning med takknemlighet (1 minutt)

Ta deg tid til å tenke tilbake på alt du var takknemlig for i løpet av dagen mens du fullfører rutinen din. Vær takknemlig for evnen til å endre perspektivet ditt fra et av spenning til et av takknemlighet, spesielt før sengetid. Dette kan være noe så enkelt som å ha en hyggelig prat, finne litt rolig tid, eller til og med bare huske å ta vare på deg selv.

KONKLUSJON

Du har lært nye metoder for å få kontakt med kroppen din og effektiviteten av somatiske øvelser for å lindre smerte, stress og angst på bare 14 dager. Du har nå ferdighetene som er nødvendige for å ta hensyn til kroppen din, gi slipp på stress og utvikle en dypere følelse av ro takket være disse milde bevegelsene. Husk at dette er en kontinuerlig reise. Hver praksis bygger på den før, og hjelper deg med å bli mer bevisst på dine behov og selvsikker i din evne til indre helbredelse. Fortsett å puste, bevege deg og gjenopprette forbindelsen til deg selv. Ditt sinn og kropp vil sette pris på det.